中华医学会灾难医学分会科普教育图书

图说灾难逃生自救丛书

煤气中毒

丛书主编 刘中民

分册主编 单学娴

绘 图

11m数字出版

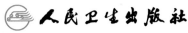

图书在版编目（CIP）数据

煤气中毒 / 单学娴主编 . —北京：人民卫生出版社，2013.9
（图说灾难逃生自救丛书）
ISBN 978-7-117-18087-0

Ⅰ. ①煤⋯　Ⅱ. ①单⋯　Ⅲ. ①一氧化碳中毒－逃生自救－图解　Ⅳ. ①R595.1-64

中国版本图书馆 CIP 数据核字（2013）第 216706 号

人卫社官网	www.pmph.com	出版物查询，在线购书
人卫医学网	www.ipmph.com	医学考试辅导，医学数据库服务，医学教育资源，大众健康资讯

图说灾难逃生自救丛书

煤气中毒

主　　编：单学娴
出版发行：人民卫生出版社（中继线 010-59780011）
地　　址：北京市朝阳区潘家园南里 19 号
邮　　编：100021
E - mail：pmph @ pmph.com
购书热线：010-59787592　010-59787584　010-65264830
印　　刷：三河市宏达印刷有限公司（胜利）
经　　销：新华书店
开　　本：710×1000　1/16　　印张：5
字　　数：98 千字
版　　次：2013 年 9 月第 1 版　2019 年 2 月第 1 版第 3 次印刷
标准书号：ISBN 978-7-117-18087-0/R · 18088
定　　价：28.00 元
打击盗版举报电话：**010-59787491　E-mail：WQ @ pmph.com**
（凡属印装质量问题请与本社市场营销中心联系退换）

丛书编委会

王一镗　　王立祥　　叶泽兵　　田军章　　刘中民　　刘晓华

孙志杨　　孙海晨　　李树峰　　邱泽武　　宋凌鲲　　张连阳

周荣斌　　单学娴　　宗建平　　赵中辛　　赵旭东　　侯世科

郭树彬　　韩　静　　樊毫军

安全无小事，生命最可贵，远离煤气中毒。

序 一

我国地域辽阔，人口众多。地震、洪灾、干旱、台风及泥石流等自然灾难经常发生。随着社会与经济的发展，灾难谱也有所扩大。除了上述自然灾难外，日常生产、生活中的交通事故、火灾、矿难及群体中毒等人为灾难也常有发生。中国已成为继日本和美国之后，世界上第三个自然灾难损失严重的国家。各种重大灾难，都会造成大量人员伤亡和巨大经济损失。可见，灾难离我们并不遥远，甚至可以说，很多灾难就在我们每个人的身边。因此，人人都应全力以赴，为防灾、减灾、救灾作出自己的贡献成为社会发展的必然。

灾难医学救援强调和重视"三分提高、七分普及"的原则。当灾难发生时，尤其是在大范围受灾的情况下，往往没有即刻的、足够的救援人员和装备可以依靠，加之专业救援队伍的到来时间会受交通、地域、天气等诸多因素的影响，难以在救援的早期实施有效救助。即使专业救援队伍到达非常迅速，也不如身处现场的人民群众积极科学地自救互救来得及时。

为此，中华医学会灾难医学分会一批有志于投身救援知识普及工作的专家，受人民卫生出版社之邀，编写这套《图说灾难逃生自救丛书》，本丛书以言简意赅、通俗易懂、老少咸宜的风格，介绍我国常见灾难的医学救援基本技术和方法，以馈全国读者。希望这套丛书能对我国的防灾、减灾、救灾工作起到促进和推动作用。

刘中民 教授

同济大学附属上海东方医院院长

中华医学会灾难医学分会主任委员

2013 年 4 月 22 日

　　我国现代灾难医学救援提倡"三七分"的理论：三分救援，七分自救；三分急救，七分预防；三分业务，七分管理；三分战时，七分平时；三分提高，七分普及；三分研究，七分教育。灾难救援强调和重视"三分提高、七分普及"的原则，即要以三分的力量关注灾难医学专业学术水平的提高，以七分的努力向广大群众宣传普及灾难救生知识。以七分普及为基础，让广大民众参与灾难救援，这是灾难医学事业发展之必然。也就是说，灾难现场的人民群众迅速、充分地组织调动起来，在第一时间展开救助，充分发挥其在时间、地点、人力及熟悉周围环境的优越性，在最短时间内因人而异、因地制宜地最大程度保护自己、解救他人，方能有效弥补专业救援队的不足，最大程度减少灾难造成的伤亡和损失。

　　为做好灾难医学救援的科学普及教育工作，中华医学会灾难医学分会的一批中青年专家，结合自己的专业实践经验编写了这套丛书，我有幸先睹为快。丛书目前共有 15 个分册，分别对我国常见灾难的医学救援方法和技巧做了简要介绍，是一套图文并茂、通俗易懂的灾难自救互救科普丛书，特向全国读者推荐。

王一镗

南京医科大学终身教授

中华医学会灾难医学分会名誉主任委员

2013 年 4 月 22 日

前 言

　　煤、石油和天然气是当今世界上最重要的三大化石燃料，与人类的生产、生活息息相关，然而当它们不完全燃烧时所产生的一氧化碳气体对人类却是致命的！

　　一氧化碳，一种无色、无臭、无味的气体，往往在不易察觉的情况下成为我们身边的"隐形杀手"——一氧化碳中毒，也称为煤气中毒。

　　灾难无情，防灾有道。面对悄然而至的危险，只要掌握了科学的逃生自救知识，就可以极大程度地避免悲剧的发生……

　　我们精心制作了《图说灾难逃生自救丛书：煤气中毒》分册，希望通过我们的努力，让更多的人掌握逃生避险、自救互救的知识与方法。

　　衷心祝福广大读者平安、健康、幸福！

单学娴

武警后勤学院

2013 年 8 月 22 日

目 录

一氧化碳进入人体之后会和血液中的血红蛋白结合，进而使血红蛋白不能与氧气结合，引起机体组织缺氧，导致人体窒息死亡。所以说，一氧化碳是一种有毒气体。一氧化碳是无色、无臭、无味的气体，难以被察觉，是现在居家、工业的隐形杀手。

一氧化碳与煤气中毒

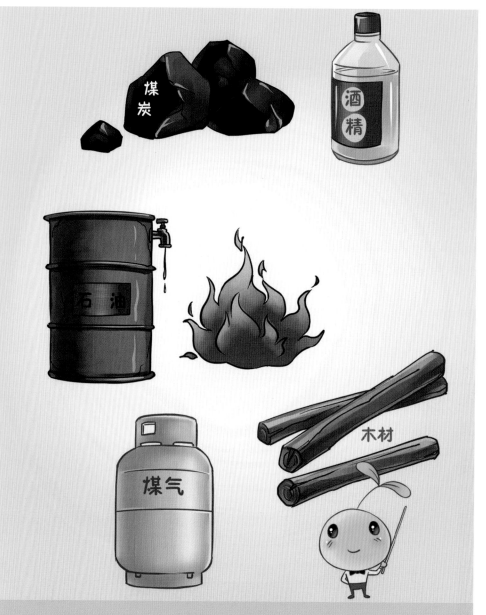

在我们的生活中，有很多含碳燃料，例如煤炭、酒精、石油、煤气和木材等。煤、石油和天然气也是当今世界上最重要的三大化石燃料。

碳燃料是人类的重要资源，如果没有它们，我们的汽车不能行驶，金属冶炼工业将会停顿，城市将会缺电……碳燃料和人类的生产、生活息息相关，正因为如此，煤被誉为"工业的粮食"，石油被誉为"工业的血液"。

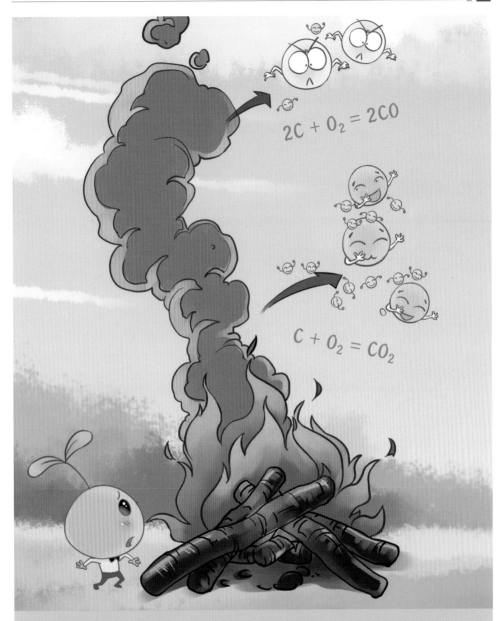

$$2C + O_2 = 2CO$$

$$C + O_2 = CO_2$$

碳（化学符号 C）燃烧时，主要和空气中的氧（化学符号 O）发生化学反应。碳和氧结合后要成生两种化学物质：一氧化碳（CO）和二氧化碳（CO_2）。

燃烧在生产、生活中随处可见，例如煤炭发电、蜡烛照明、内燃机车、烹饪美食、火箭发射和焚烧垃圾等。煤气是含碳物质不完全燃烧时产生的可燃气体，主要成分是一氧化碳，因此一氧化碳中毒又称为煤气中毒。

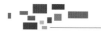

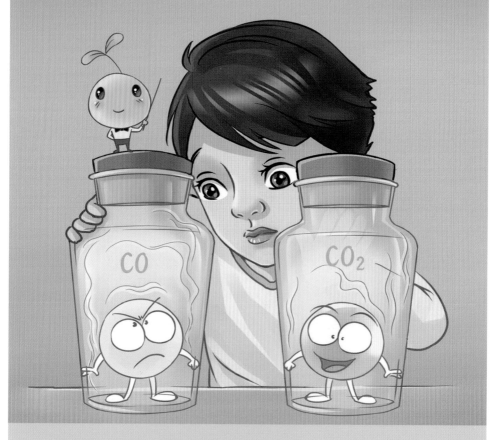

一氧化碳和二氧化碳都是无色无味的气体，难以被我们察觉，这也是一氧化碳中毒被称为"隐形杀手"的重要原因之一。

在古代，希腊人和罗马人就知道利用一氧化碳处决犯人。1776年，法国化学家首次在实验室里通过加热氧化锌和碳制备了一氧化碳，由于一氧化碳能够燃烧，他当时误认为是氢气。直到1800年，才由英国化学家证明一氧化碳的真实身份。

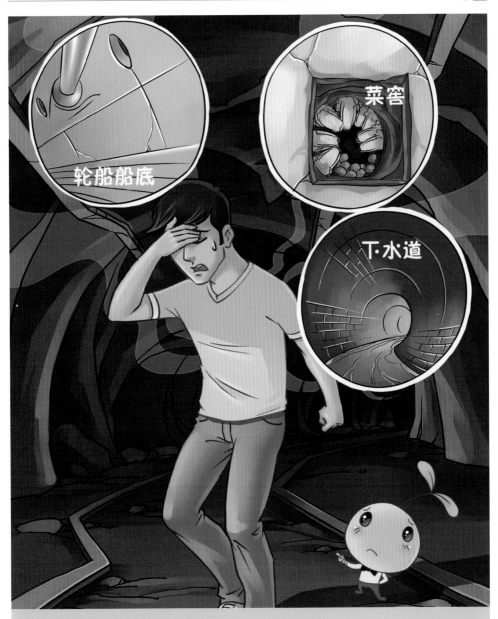

　　无防护进入长期不通风的矿井、密闭的仓库、轮船船底、菜窖、阴沟及下水道等，会引起二氧化碳中毒，医学上又称为二氧化碳窒息。这是由于存储的蔬菜和水果呼吸作用消耗氧气，产生二氧化碳，贸然进入可能会引起气喘、眩晕，严重时会引起呼吸困难而死亡。进入这些场所时，要注意先通风、透气。

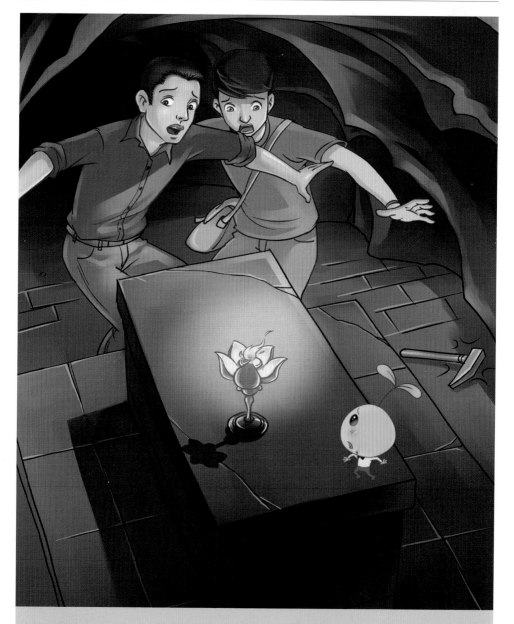

　　在很多恐怖小说中，都描述盗墓者要在打开的墓室中点一盏灯，如果灯熄灭了，就是提示墓主的"鬼魂"马上要"报复"盗墓者。这里面的科学道理也和二氧化碳有关。

　　本书主要讲述一氧化碳中毒，这里仅简明、扼要地介绍二氧化碳导致窒息的情况。

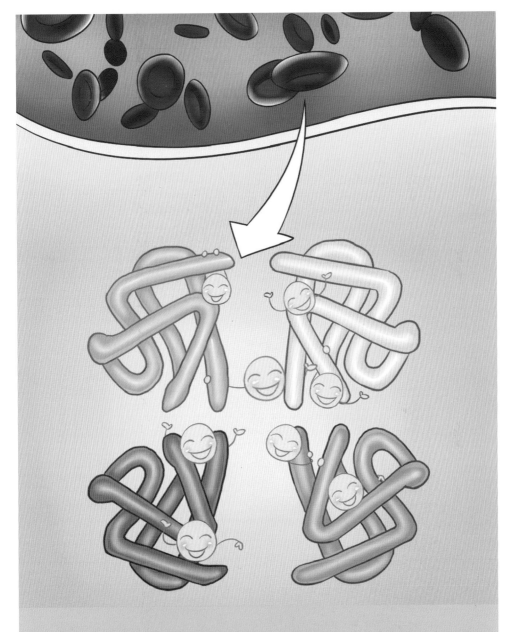

　　我们的动脉里流动的是鲜红色的血液，里面充满了大量的红细胞。红细胞中有一种名叫血红蛋白（Hb）的蛋白质，它们能和氧分子结合，形成氧合血红蛋白，把氧分子输送到组织细胞中，然后氧分子和血红蛋白分离，这样氧分子就进入了组织细胞，为组织细胞提供能量。

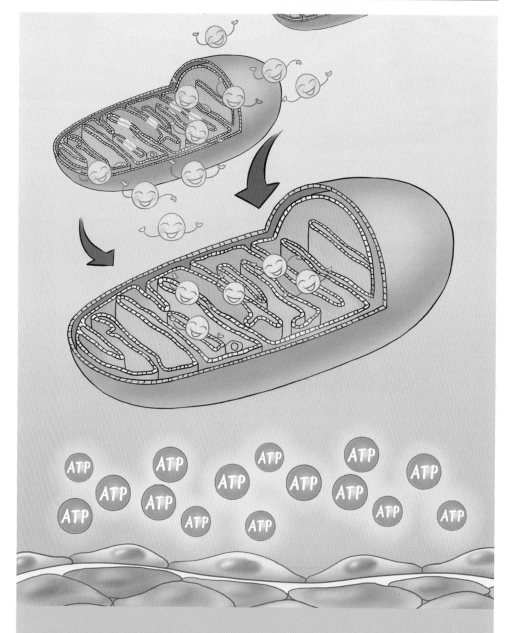

　　氧分子是细胞的动力之源。到达细胞的氧分子进入一种叫线粒体的细胞器中,线粒体消耗这些氧分子,产生供细胞使用的生物能量,维持新陈代谢的正常进行。如果细胞失去利用氧的能力,将面临死亡威胁。

　　大量细胞死亡后,人体器官就会功能失调,从而出现种种病症。

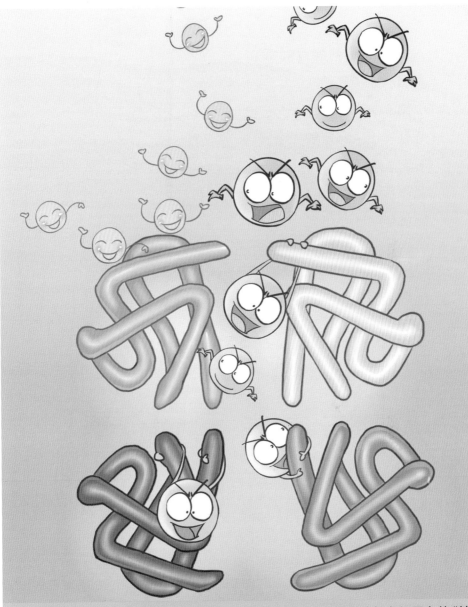

　　与氧分子相比，血红蛋白更容易与一氧化碳结合，一氧化碳与血红蛋白的"结合力"要比氧分子高 200～300 倍。当环境中有一氧化碳时，一方面，一氧化碳会悄无声息地进入体内"抢着"与血红蛋白结合，把氧分子挤在一边，这样携带氧分子的血红蛋白数量就会减少；另一方面，一氧化碳与血红蛋白又不容易分离，二者的解离比氧分子慢 3600 倍。形象地说，一氧化碳不仅抢夺血红蛋白，还牢牢地"霸占"着血红蛋白。一氧化碳与血红蛋白结合后，就称为碳氧血红蛋白。

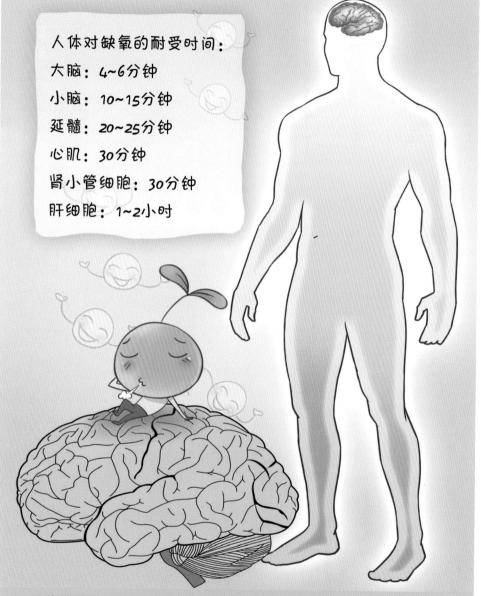

人体对缺氧的耐受时间：

大脑：4~6分钟

小脑：10~15分钟

延髓：20~25分钟

心肌：30分钟

肾小管细胞：30分钟

肝细胞：1~2小时

人体的组织细胞并不需要一氧化碳，而是需要氧气，当血红蛋白与一氧化碳结合并把它们输送到身体各处时，就引起组织细胞缺氧。总之，一氧化碳阻断了氧的运输和利用，使机体处于一种严重缺氧的状态。

缺氧时，一些代谢旺盛、需氧量高的器官首先遭到损害，最突出的就是脑。尽管脑重量仅为体重的 2%，但脑耗氧量占总耗氧量的 23%。缺氧时，脑中存储的氧在 10 秒耗尽。脑完全缺氧 5~8 分钟后，将产生不可恢复的损伤。

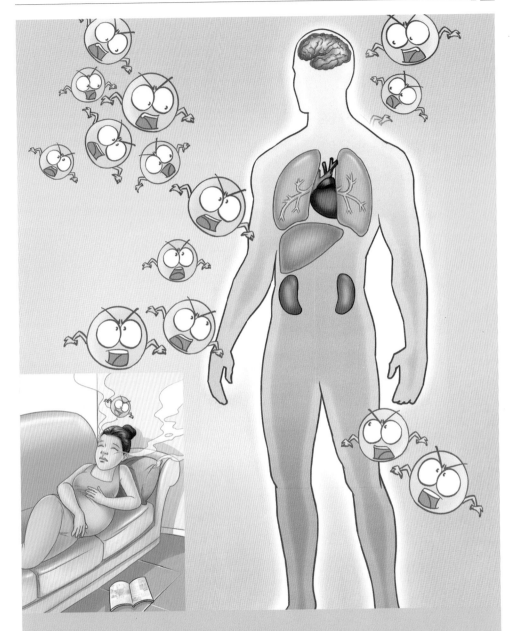

　　除神经系统外，一氧化碳中毒还可造成心、肺和肾等多脏器缺氧性损害。中毒者常可发生严重并发症，如脑水肿、肺水肿、心肌梗死、休克、酸中毒及肾功能不全等，严重者甚至会死亡。

　　当孕妇暴露在一氧化碳含量高的环境中，胎儿也会面临一氧化碳中毒的风险。

在日常生活中，家庭使用燃气煮饭、燃气热水器洗澡比较普遍，还有一些家庭使用煤球或蜂窝煤做饭、取暖，因此煤气中毒时有发生。这一部分，我们将介绍如何避免家庭煤气中毒，另用少许篇幅介绍工业一氧化碳中毒的防范。

煤气中毒的危险环境

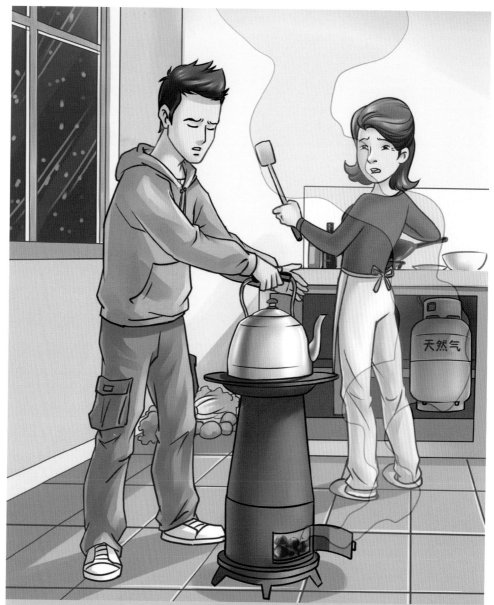

日常生活中煤气中毒的常见危险环境

煤炉取暖。寒冷季节,在门窗紧闭的居室中使用煤炉取暖、做饭时,由于通风不良、供氧不充分或没有烟囱、烟囱阻塞、烟囱安装不合理或筒口正对风口,大风倒烟,使煤气逆流入室导致室内大量一氧化碳聚积。这种情况在中国北方冬天常见。在气候条件不好,如遇刮风、下雪、阴天及气压低的天气,煤气难以流通排出也容易引起煤气中毒。

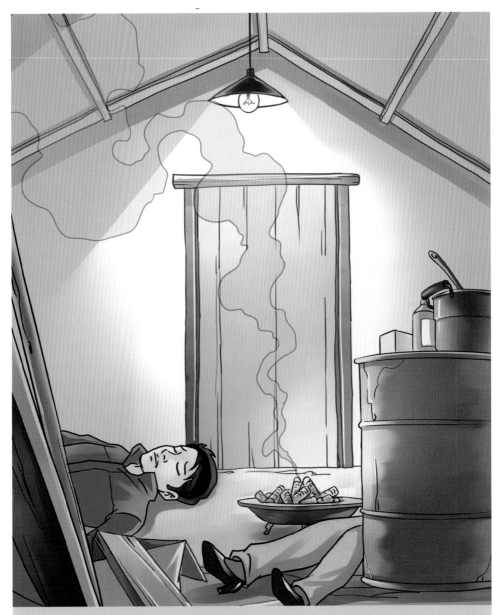

　　教训：2013年1月6日，在陕西省西安市打工的一对成都夫妇，买好了火车票，准备回家过年看望老家的两个女儿。因为住的工棚中没有暖气，他们在屋里点燃木炭取暖，结果两人均一氧化碳中毒。

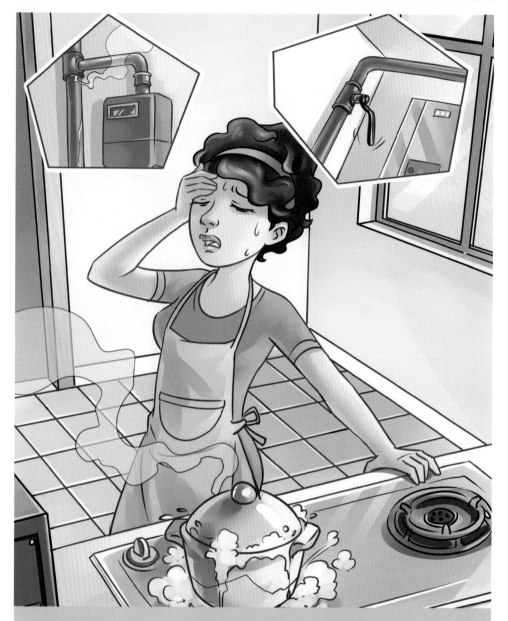

液化气灶具泄漏或煤气管道泄漏也是一氧化碳中毒的常见原因之一。

城区居民使用管道煤气，如果管道漏气、开关关闭不紧，或烧煮中火焰被扑灭后疏忽大意，致使煤气大量逸出，可造成中毒。

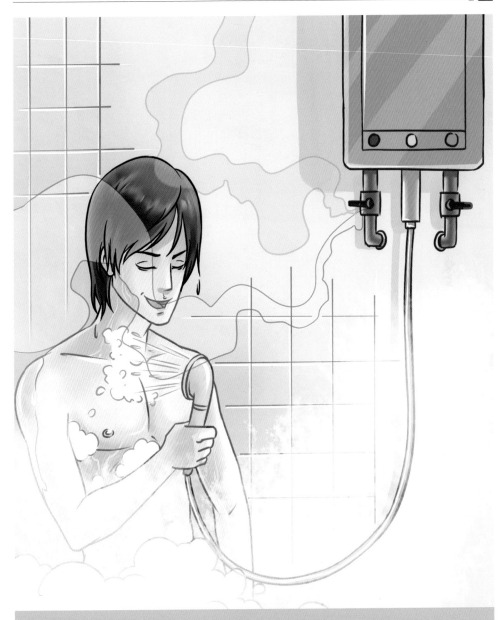

　　使用燃气热水器淋浴,由于通风不良和洗浴时间过长,可能造成一氧化碳中毒。
　　特别建议:洗澡时,建议不要把浴室门反锁,一旦发生危险,以便家人或同居室友能够及时施救。

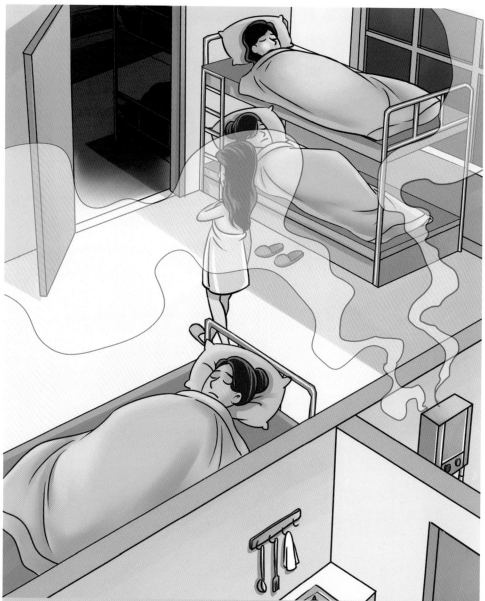

教训：2008年4月24日上午9点多，10名女青年被发现倒在北京市朝阳区某小区单元的屋内，其中6人已经死亡，其余4人被送到医院后，3人经抢救无效死亡，仅1人脱离生命危险。经有关部门调查，这些女青年均为某房地产公司员工，所住房屋由公司租赁。由于她们所住的单元使用的是燃气热水器，煤气罐在厨房，热水器在卫生间，卫生间无排气管道，由于天冷，卫生间的窗户很少打开，加之多人长时间使用燃气热水器，室内聚集大量一氧化碳，导致10人中毒。

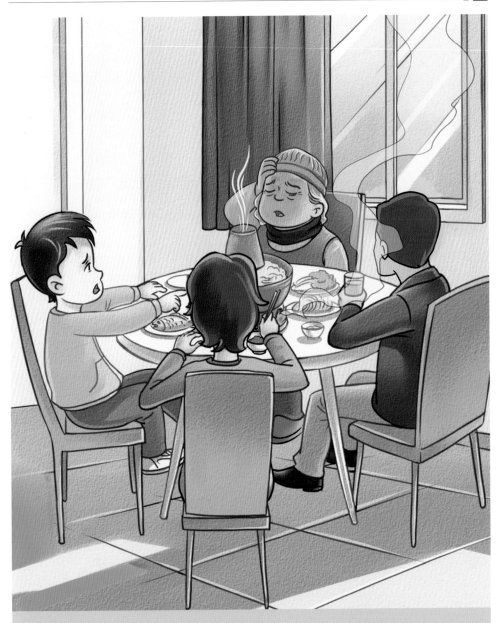

　　使用炭炉火锅吃涮肉。木炭在燃烧不全时最易产生一氧化碳,再加上吃火锅时往往人多房间小,室内温度高,空气不流通,室内缺氧,容易使人一氧化碳中毒。

　　特别建议:冬季在家使用炭炉吃火锅时应注意通风。

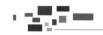

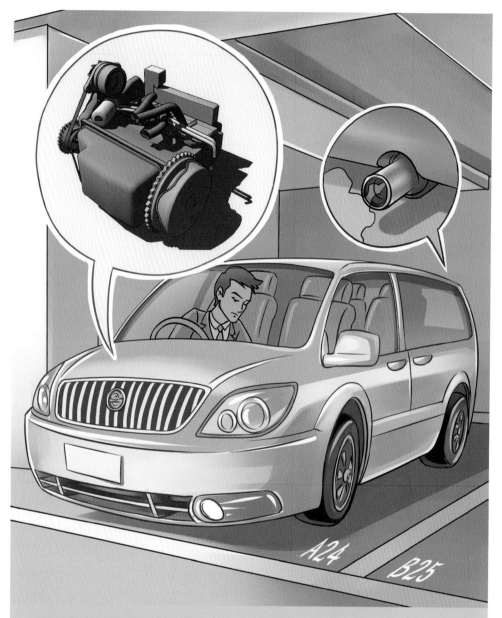

　　冬季在车库内发动汽车或开启车内空调后在车内睡觉,也可能引起一氧化碳中毒。据测试,当汽车发动机在怠速空转时,因为汽缸中的汽油燃烧不充分,往往会产生含大量一氧化碳的废气;在运行中,油门过大时,油多空气少,也会出现含一氧化碳极浓的废气;车辆启动就开空调,密闭车窗,也容易导致车内一氧化碳浓度升高,进而导致一氧化碳中毒。

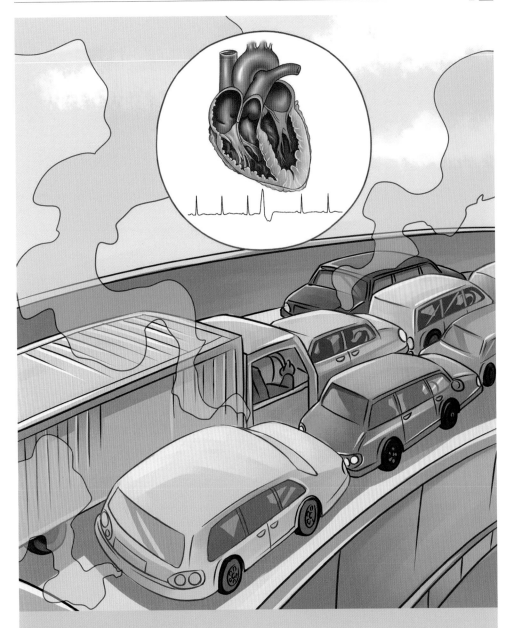

　　2012 年 8 月，英国某大学的研究团队发现，即使是堵车时产生的少量一氧化碳，也会扰乱人的心跳节奏，严重的还可能导致心律失常，带来"致命伤害"。

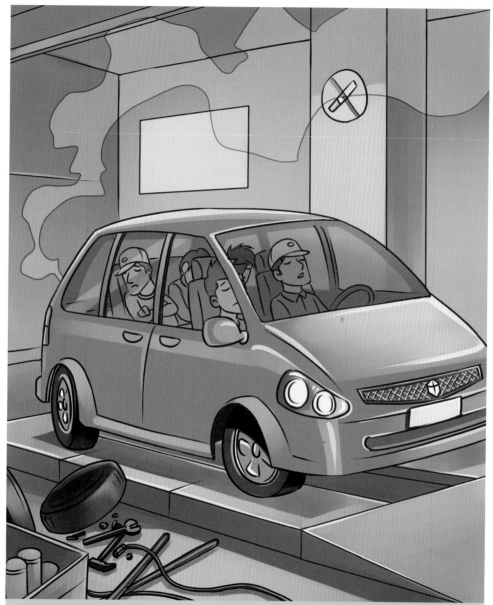

教训：2006年4月20日乌鲁木齐市一汽车修理中心发生一起汽车尾气中毒事故，造成4人死亡，2人昏迷。当日凌晨6人工作结束后，夜宿于该修理中心。后因夜间气温较低，他们便发动起一辆汽车，开启暖风在车中取暖、睡觉，因汽车尾气排放大量一氧化碳导致中毒。

需要澄清的是，汽车内发生一氧化碳中毒的元凶并不是空调，而是汽车的发动机，发动机内燃油的不充分燃烧会产生大量一氧化碳气体。当车内使用空调时，往往由于车窗紧闭、密不透风，加大发生一氧化碳中毒的危险。

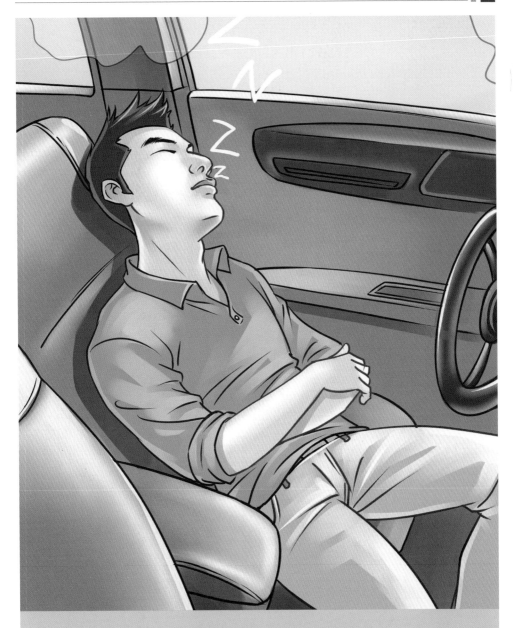

三类人群应该特别注意汽车内发生的一氧化碳中毒。

使用高档车的人群

由于高档车密闭性好、车内舒适，这类人群工作劳累后有时会躺在开着空调的车内休息，忘记关闭发动机，由于入睡时间较长，容易引发一氧化碳中毒。

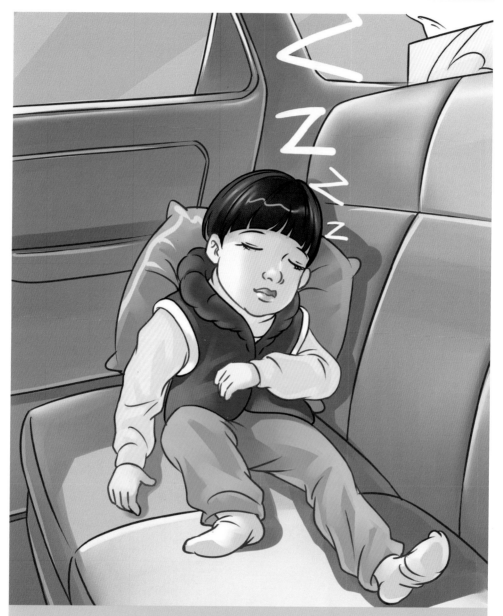

开车带着孩子的母亲

有的母亲开车外出,看到孩子睡着了,便把孩子留在开着空调的车内,同时忘记关闭发动机,自己去购物或美容,容易引发车内孩子一氧化碳中毒。

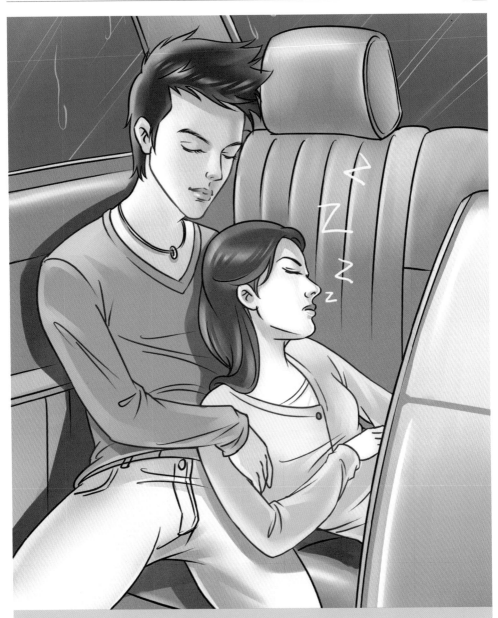

忘乎所以的恋人

    热恋的情侣,常常喜欢坐在开着空调的车里谈情说爱,忘记了时间的长短。长时间待在密不透风的车厢内,不知不觉引发一氧化碳中毒。

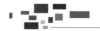
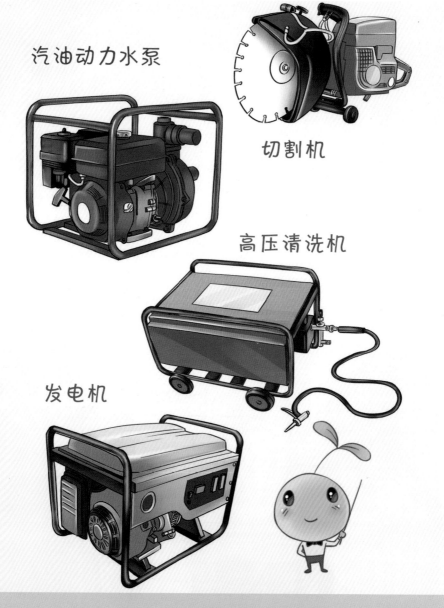

汽油动力水泵

切割机

高压清洗机

发电机

　　还有一些以汽油为动力的高压清洗机、切割机、发电机等家庭小型设备，也是一氧化碳产生的来源。1994年美国科罗拉多州的一名37岁的市政雇员用汽油动力水泵进行室内水处理，4小时后由于一氧化碳中毒失去知觉。

　　需强调的是，室内使用小型汽油发动机是非常危险的，即使是在很多人认为"足够通风"的场所或相对开放的场所，例如停车场。

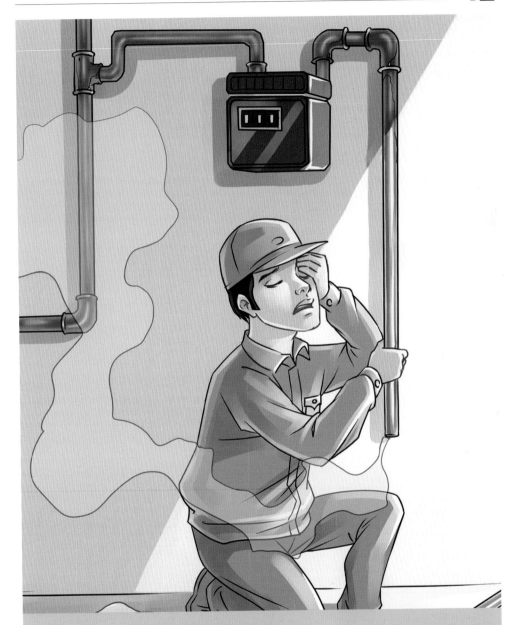

生产中一氧化碳中毒的常见危险环境

工业上，工人给煤气管道除尘时容易发生一氧化碳中毒。

煤气设备管道打开时，检修人员要侧开身子，防止一氧化碳中毒和氮气窒息，进入煤气设备内部工作，必须检测一氧化碳浓度，合格后方可作业。

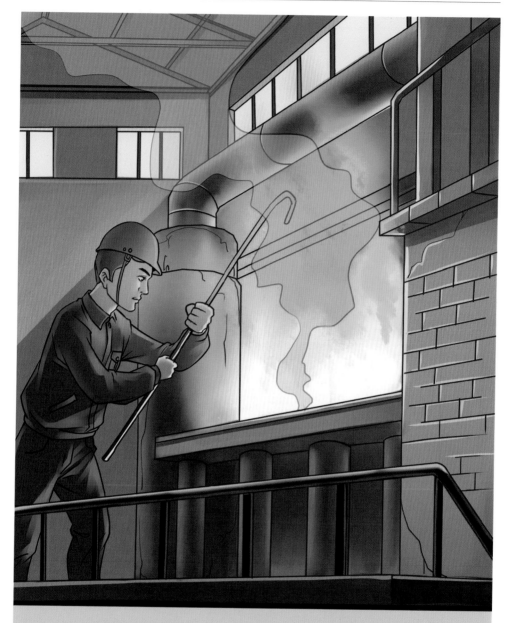

　　工业上炼钢、炼铁、炼焦，以及化学工业合成氨、甲醛、甲醇、丙酮等都要接触一氧化碳，在炉台作业的工人常年接触一氧化碳，特别是当冶炼车间通风不好，或设备故障、管道漏气及进行检修等情况出现时，极易导致一氧化碳中毒。

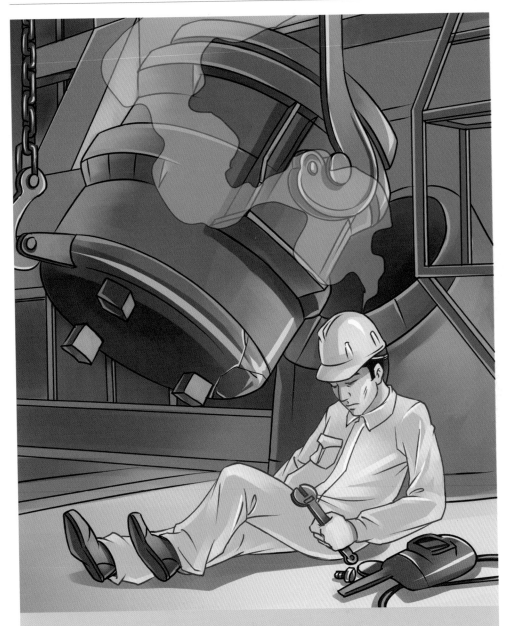

教训：2001 年 4 月，某钢铁厂新建热风化铁炉试炉时发现炉门处有一漏洞，厂方立即派热风化铁炉泥工刘某进行补漏，刘某在补漏时未使用个体防护装备，因吸入大量炉内外逸的一氧化碳而中毒晕倒。

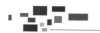
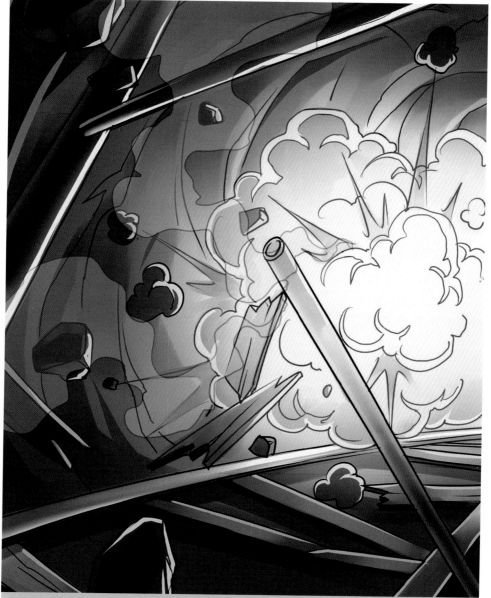

火药爆炸:矿井下爆破产生的炮烟可导致一氧化碳中毒。

在煤气泄漏过程中,泄漏上风侧 20 米,下风侧 40 米禁止有人,应设有警示线,防止误入。

严禁在煤气管道周围停留、睡觉或取暖。

煤气管理人员检查时,必须携带一氧化碳报警器,发现一氧化碳浓度超标应及时处理。

在众多的灾害中，煤气中毒是完全可以避免的。只有知道什么时候、什么情况下，有哪些危险因素，才能让您及家人、朋友远离灾难。不能在灾难发生后，我们才悔恨："要是早知道、早意识到……就不会发生了！"

在本部分，我们主要介绍如何发觉"悄无声息"的一氧化碳中毒，中毒后如何自救，以及如何对一氧化碳中毒的人进行施救。这些生活的小常识往往能在关键时刻起到大作用。

煤气中毒的自救

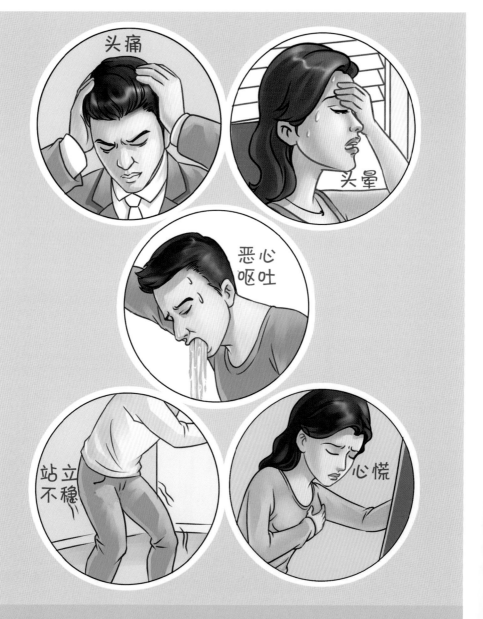

　　发生煤气中毒初期,中毒人员往往会感到头痛、头晕、头胀、心慌、耳鸣、恶心、呕吐、软弱无力及站立不稳,可有短暂的意识模糊。

　　这个阶段如果及时发现,中毒者及时脱离中毒环境,吸入新鲜空气后,症状可迅速消失,一般不留后遗症。

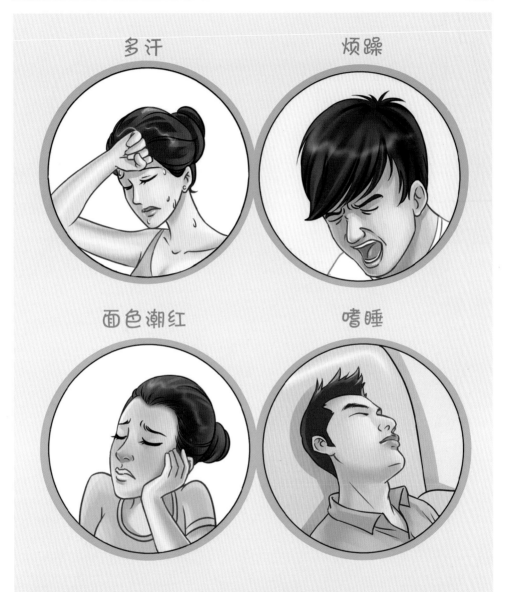

多汗

烦躁

面色潮红

嗜睡

　　发展为中度中毒时，除上述症状加重外，还会出现面色潮红、口唇呈樱桃红色、脉搏加快、多汗、烦躁、步态蹒跚及嗜睡，甚至昏迷。

　　需强调的是，中毒者皮肤和黏膜呈樱桃红色虽是一氧化碳中毒的特征表现之一，但在氰化物中毒时也可有类似表现。

　　这个阶段如果抢救及时，中毒者可在数天内完全恢复，一般无后遗症状。

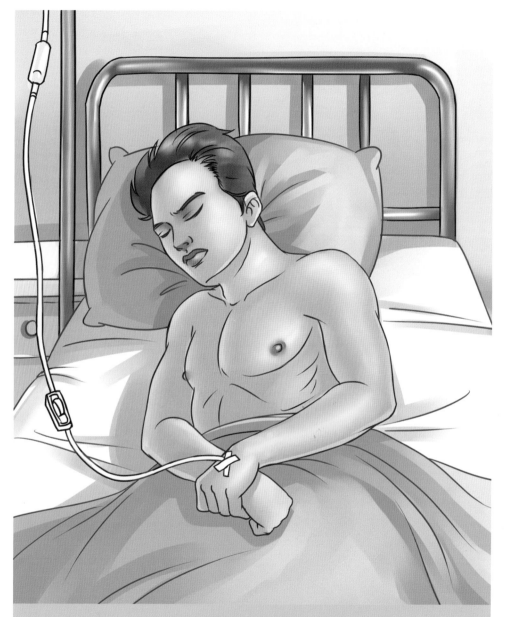

　　当中毒程度达到重度时，中毒者则会出现神志不清、呼之不应、大小便失禁、四肢发凉、瞳孔散大、口唇苍白或发绀、大汗、体温升高、血压下降、呼吸微弱或停止、肢体僵硬或瘫软。

　　严重一氧化碳中毒有两个重要的条件：短时间内吸入大量一氧化碳，或发现时间较晚，吸入较多一氧化碳。

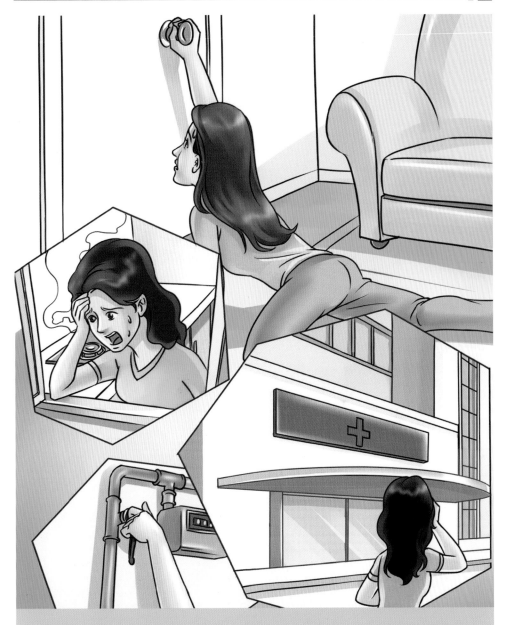

　　当怀疑或发现自己处于一氧化碳中毒的危险境地时，一定要冷静地做到四步：①匍匐开门窗；②呼救或报警；③切断煤气源；④及时就医。

　　当然，我们应该根据所处的具体环境灵活改变策略，无论如何，迅速脱离中毒环境和呼吸新鲜空气是关键的步骤。

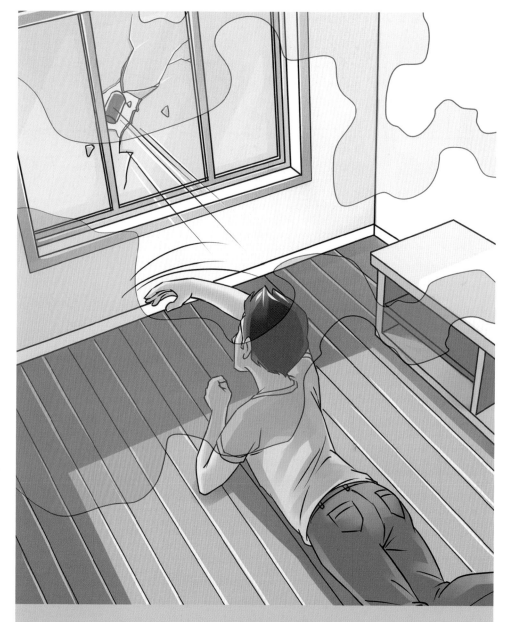

　　由于一氧化碳的比重比空气轻，靠近地面处的一氧化碳浓度较低。因此，要迅速匍匐或爬行靠近门窗，并将其打开通风，将人员转移至室外。

　　如打不开门窗，可砸破门窗玻璃进行通风。

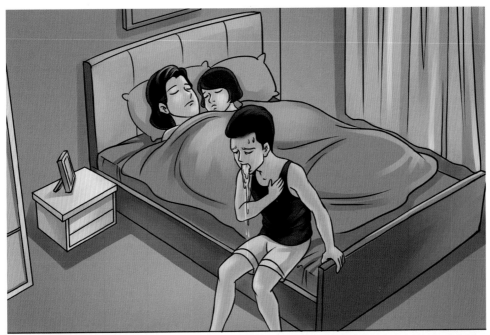

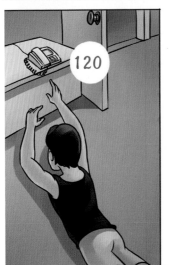

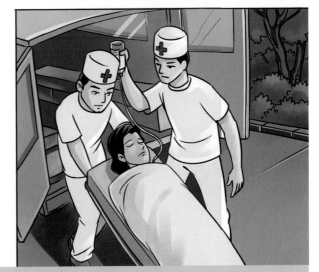

　　成功案例：一住户家中男主人半夜突然感到胸闷、恶心，开始呕吐。呼叫妻女均无反应，意识到发生了煤气中毒。他刚一起身，感觉浑身酸软无力，摔倒在地。于是他在房间内摸索爬行，终于艰难地打开房门爬出了房间，并拨打了求救电话。因抢救及时，一家三口均脱离危险。

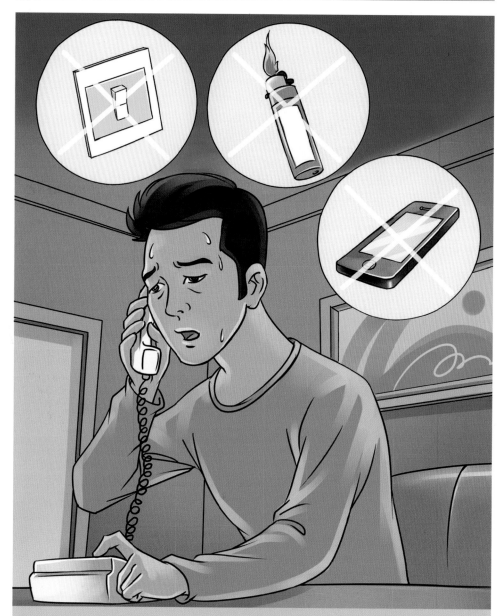

　　如果已经无力爬向门口，应立即大声呼救，寻求邻居的帮助或拨打电话报警或打电话寻求近距离亲友的帮助。

　　需要注意的是，如果是由于管道煤气漏气、阀门未关好，造成煤气在室内积蓄，这种情况室内氧气充分，一旦遇到电火花、明火极容易发生爆炸，此时应慎用手机。

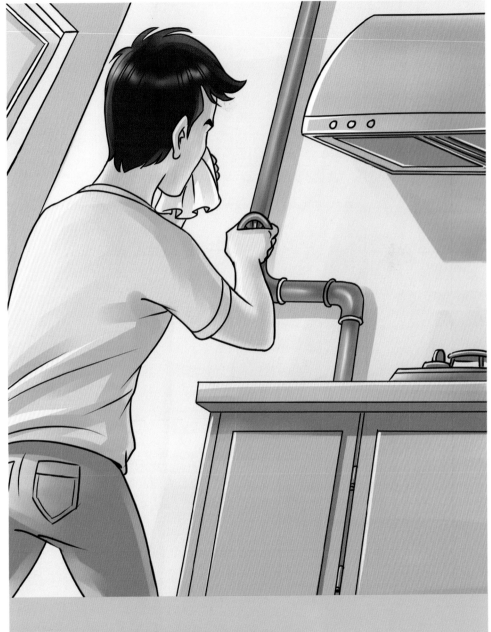

　　在做好防护的情况下,关掉室内的煤气开关。

　　根据常识,在门窗紧闭的屋内,越靠近煤气泄漏处,一氧化碳的浓度越高,应暂闭呼吸,快速关闭煤气开关。

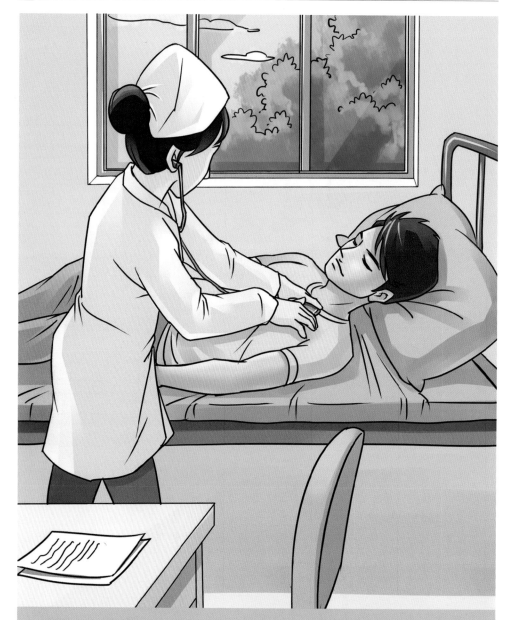

迅速到医院,做系统检查与治疗。

血液中碳氧血红蛋白(COHb)浓度测定是诊断一氧化碳中毒的特异性指标,且能反映一氧化碳暴露的时间长短,判断中毒严重程度,但需早期取血测定,中毒8小时后测定临床意义不大。正常不吸烟者,碳氧血红蛋白浓度一般<5%;当碳氧血红蛋白浓度>50%时,中毒者有死亡风险。

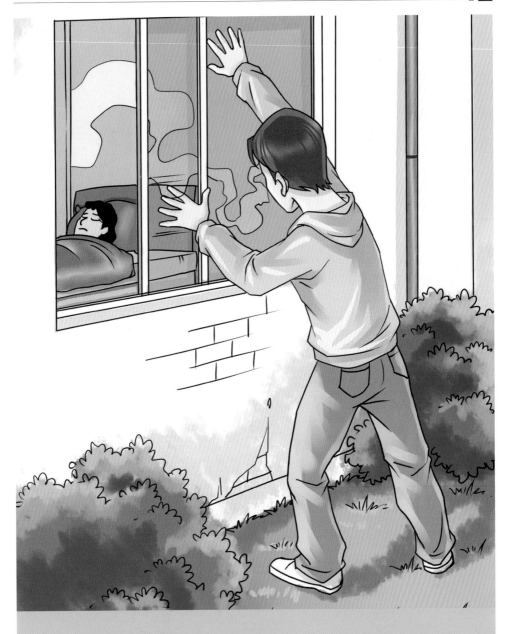

当发现或怀疑他人发生一氧化碳中毒时,应立即采取下述措施:

1. 立即从室外打开门窗。

如果窗户在室内反锁,施救者不能从室外开窗,尽快想办法砸窗通风。

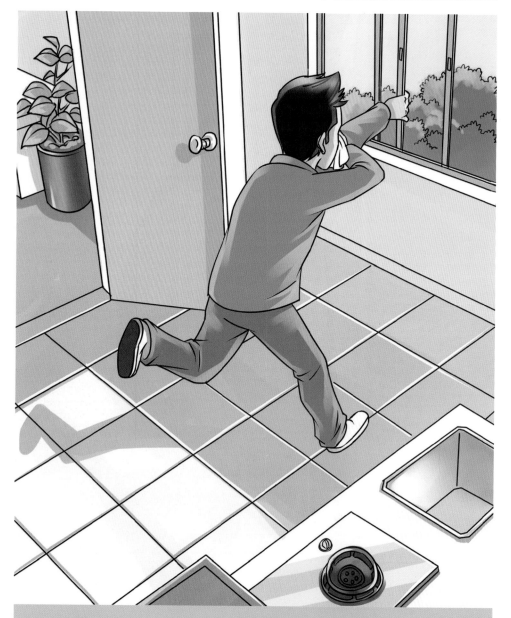

2. 无法从室外打开门窗时, 以毛巾或衣服捂住口鼻, 或大口吸气后屏住呼吸, 冲进有煤气的屋内迅速打开门窗。

如果中毒者所处房间并无窗户, 或施救者不熟悉中毒者居家环境时, 不要浪费时间开窗, 应该立即救助中毒者。

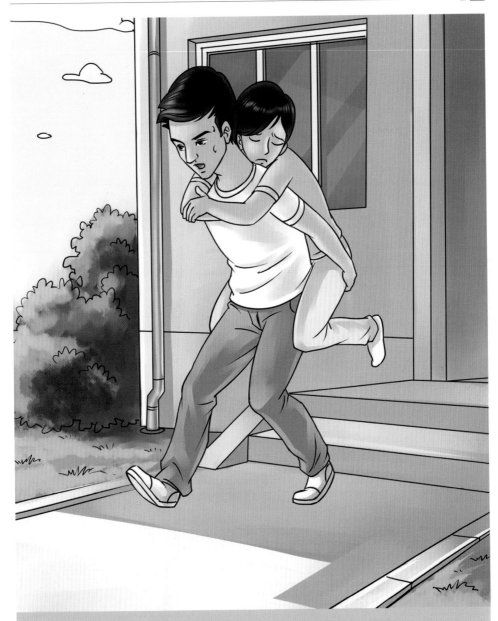

　　3. 在毛巾捂住口鼻或屏住呼吸的情况下，弯腰低姿进入现场，将中毒者从煤气环境内移出，迅速转移到通风良好、空气新鲜的地方。

　　需强调的是，让一氧化碳中毒者尽快脱离中毒环境是施救的关键，中毒者滞留现场的时间越长，危险越大。同时，施救者一定要注意保护自己，进入屋内的姿势一定要正确，记住：弯腰低姿。

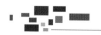

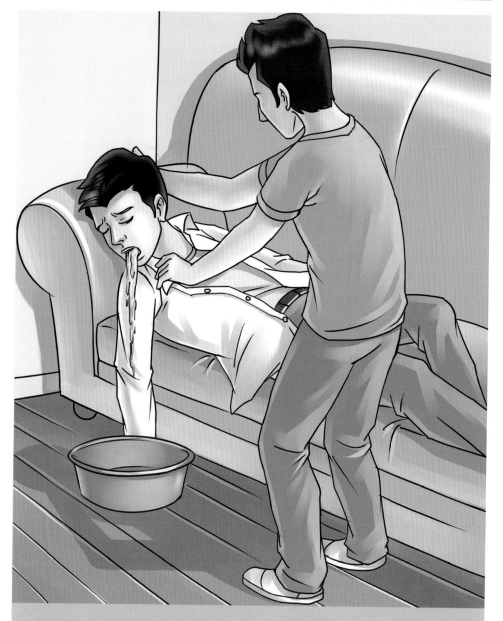

4. 确保中毒者呼吸道通畅。

解开中毒者的衣扣和腰带，注意清除中毒者口腔中的呕吐物和鼻腔中的分泌物，对神志不清者应将其头部偏向一侧，以防呕吐物吸入呼吸道引起窒息。

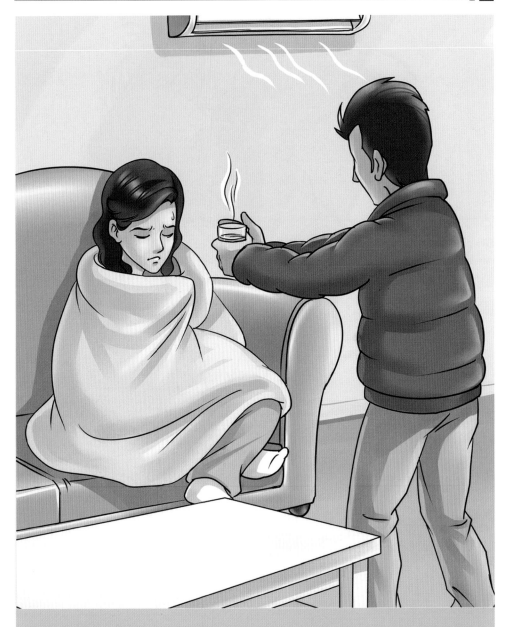

5. 同时注意防寒保暖,不要将中毒者置于寒冷环境,也不可赤身露体。

　　冬季和初春是一氧化碳中毒的高发季节,救助中毒者时要注意给他们保暖,防止严寒引起的次生伤害。

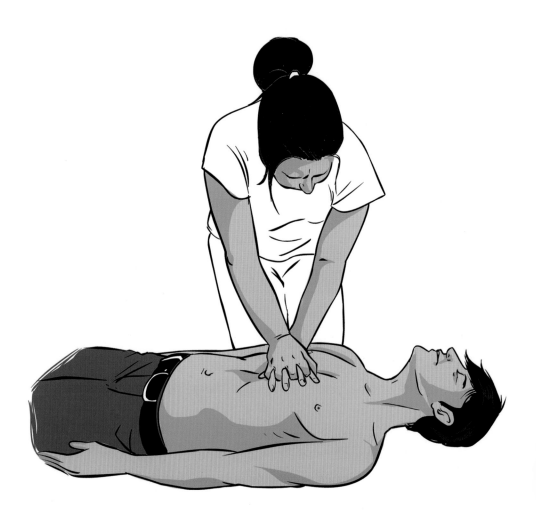

6. 若中毒者呼吸微弱甚至停止,应立即进行心肺复苏。

注意:心脏按压的部位是胸骨下 1/3 处,按压频率为 100 ~ 120 次 / 分,成人下压深度至少 5 厘米但不超过 6 厘米。胸外心脏按压每按压 30 次,进行 2 次人工呼吸。

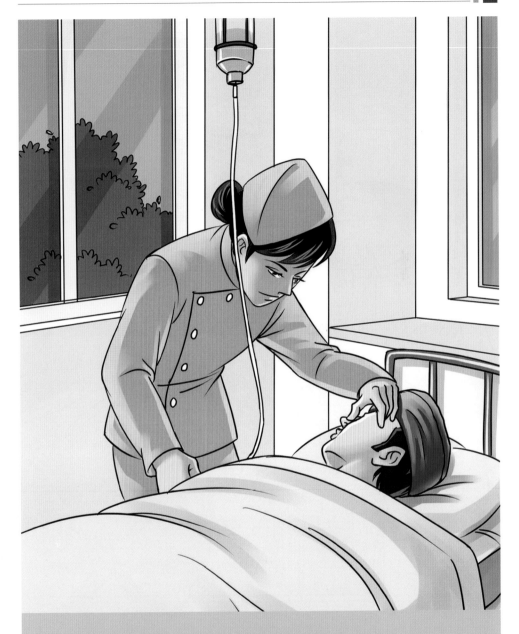

7. 对昏迷或抽搐者，可在头部放置冰袋，以减轻脑水肿。

急性一氧化碳中毒后 2~4 小时，中毒者可出现脑水肿，24~48 小时达高峰，并可持续多日，故需及时应用脱水剂如甘露醇与高渗葡萄糖等交替静脉滴注，同时使用利尿剂、地塞米松。

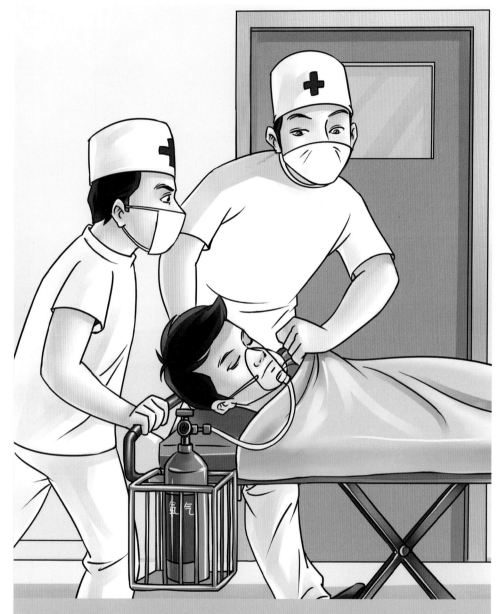

8. 尽快拨打 120 向急救中心呼救，或尽快将中毒者送至具备高压氧舱治疗条件的就近医院，不仅可促进中毒者苏醒，还可减少后遗症。

研究表明，血中一氧化碳浓度减半时间，在室内需 200 分钟，吸纯氧时需 40 分钟，故应用高压氧舱是治疗一氧化碳中毒最有效的方法。将患者放入 2～2.5 个大气压的高压氧舱内，经 30～60 分钟，血内碳氧血红蛋白浓度可降至 0。

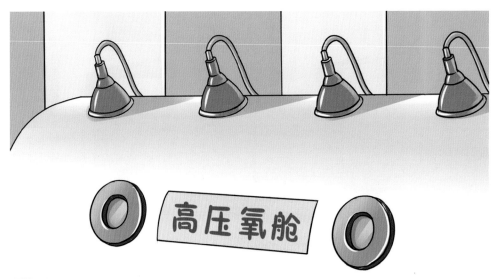

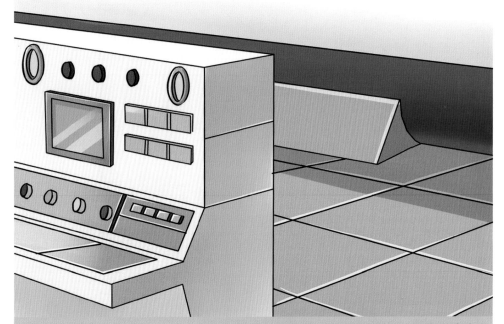

9. 煤气中毒后 36 小时以内采取高压氧舱治疗，可以减少神经、精神后遗症，并降低病死率。

高压氧治疗一氧化碳中毒，效果好坏与治疗是否及时、治疗次数是否充足有很大的关系。很多患者因为治疗不及时、治疗次数不充足、治疗不彻底，往往发生迟发性脑病，出现痴呆、精神异常等后遗症。特别是中毒时间长、昏迷久、高龄或者有心脑血管疾病的患者，更要充分治疗。

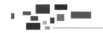

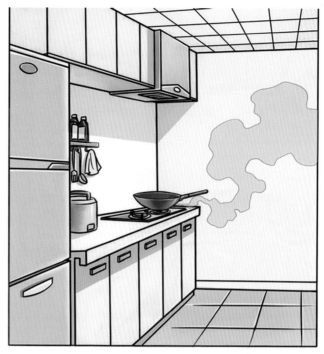

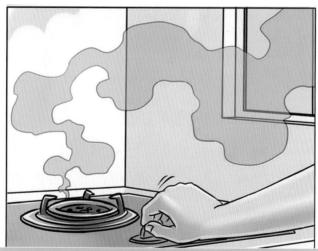

10. 查找煤气泄漏的原因，排除隐患。

如果发现邻居家有煤气泄漏，不要按门铃，务必敲门告知。

不要迅速脱下化纤衣服，以免静电产生火花，引起爆炸。

切勿开启抽油烟机、排风扇等电器开关，以免引燃室内混合气体，造成爆炸。

大多数煤气中毒只要发现及时、措施得当、治疗及时，是完全可以恢复健康的。关键是，平时要注意学习与掌握必要的自救、互救常识，了解与熟悉自救、互救的正确方法，才能让我们在灾难面前全身而退，避免那些本不该发生的悲剧。事关您及家人、朋友的生命与健康，不容忽视！

避免煤气中毒最好的办法就是做好各种防范措施。一定要遵守安全守则，不可掉以轻心，很多危险其实就在我们不以为然、麻痹大意的时候悄然发生。生命对我们来说只有一次，一定要防患于未然。

煤气中毒的安全防范

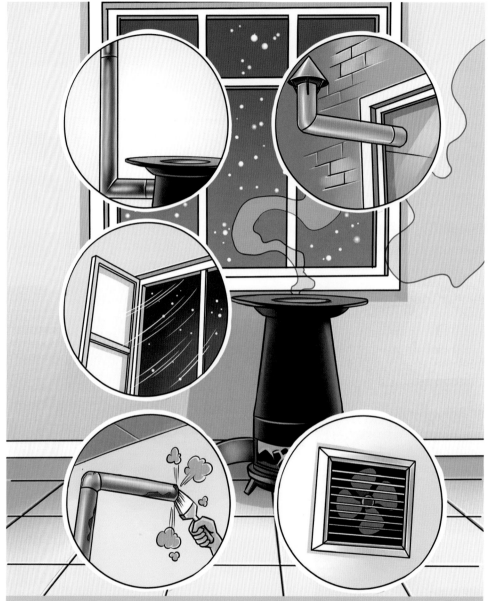

⊙ **使用煤炉做饭或使用煤炉取暖时预防煤气中毒的措施**

（1）安装烟囱，烟囱结构要严密，伸出窗外的部分要加上防风帽。

（2）白天用煤炉时要开窗通风，让空气流通。尤其在冬季阴天或雨雪天气，如果煤燃烧不完全，加上室外气压低，室内的一氧化碳将不易排出，因此一定要注意适当通风透气。以防万一，可在家里安装1个换气扇。

（3）定期检查煤炉和烟囱的情况。2～3个月要清扫1次烟囱，以防烟灰堵塞烟囱，影响煤气出路。

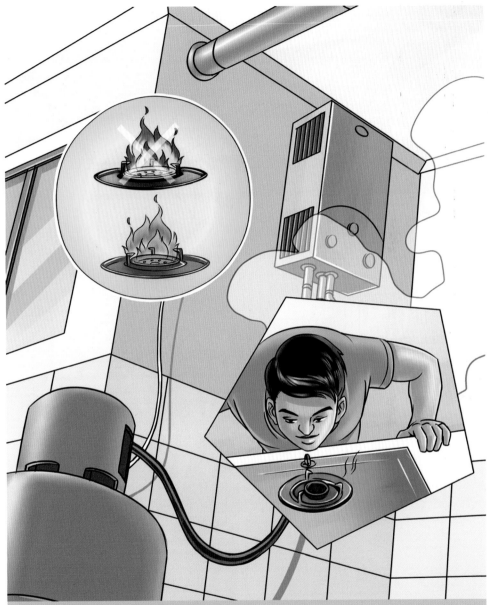

⊙ **使用煤气灶和燃气热水器时预防煤气中毒的措施**

（1）燃气热水器或煤气灶切勿安装于密闭浴室、厨房或通风不良处。

（2）自动点火的煤气灶连续未点燃时，应稍等片刻，让已流出的煤气散尽后再点火；使用煤气灶前应闻闻煤气味，确定是否漏气。

（3）应注意热水器或煤气的正确使用及保养方法，并随时注意是否呈完全燃烧状态。若产生红黄色火焰则不完全燃烧的可能性较大，若产生蓝色火焰则大部分为完全燃烧。

（4）经常保持室内良好的通风状况，尤其是在冬天、雨天。

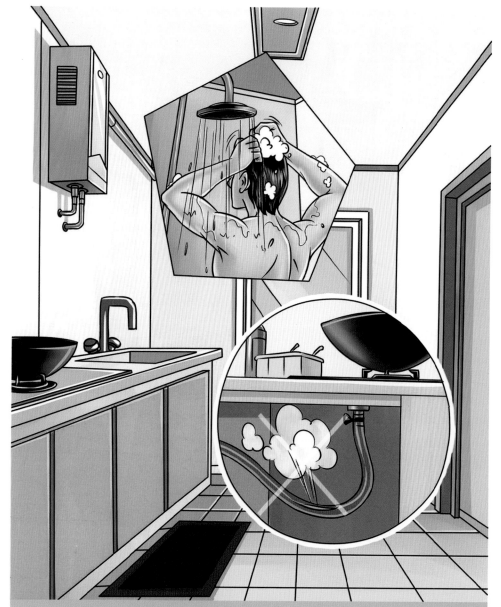

（5）使用燃气热水器洗浴时间切勿过长。

（6）使用煤气专用橡胶软管，不能用尼龙、乙烯管或破旧管子代替。注意检查连接煤气灶的橡皮管是否有松脱、老化、破裂、虫咬等问题，避免跑气、漏气。每半年检查一次管道通路。

（7）在安放燃气热水器或煤气灶的房间内安装燃气报警装置。

（8）在安放燃气热水器或煤气灶的房间内应安装排气扇。

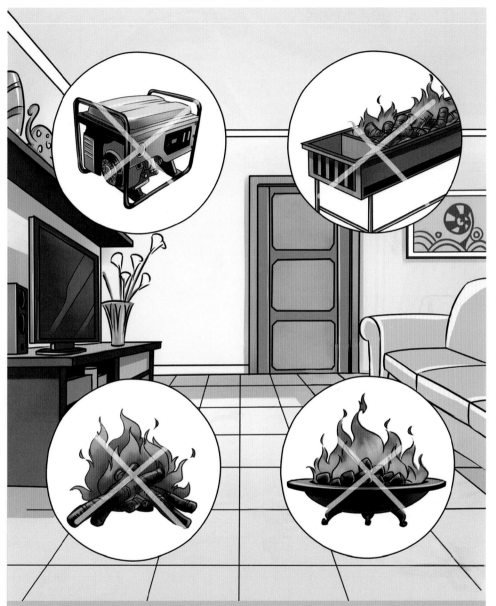

⊙ 居家预防煤气中毒的措施

（1）吃火锅用木炭时，一定要注意室内通风，时间不宜太长，以防一氧化碳中毒。

（2）不要在与您房子相连的车库里发动汽车或卡车，即使车库门开着。

（3）不要在您的家里、地下室、车库或窗户附近使用发电机、木炭烤架、野营用炉、其他燃气或烧炭设备。

（4）野营时，不要在密闭的帐篷里使用炭燃料的设备，例如烤火设备，密闭的船舱中也是如此。

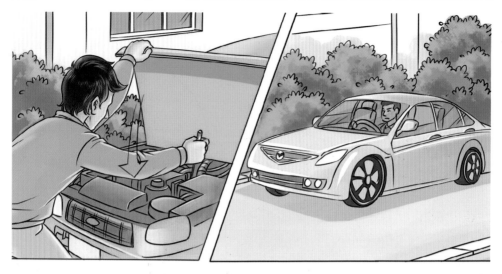

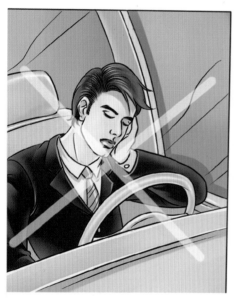

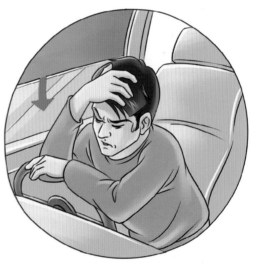

⊙ 乘车预防煤气中毒的措施

（1）检查空调车排气系统是否漏气，若发现有向车厢内逸漏废气处，应及时修理。

（2）车在停驶时，不要过久地开放空调机，千万不要开着空调在车内睡觉和长时间谈话；即使是在行驶中，也应经常打开车窗，或在车窗上方留一个小缝隙，让新鲜空气进入车厢内。

（3）驾驶或乘坐打开空调的车时如感到头晕、发沉、四肢无力，应及时开窗呼吸新鲜空气，在排除晕车和其他病因的前提下，要考虑一氧化碳中毒的可能，随时提高警惕。

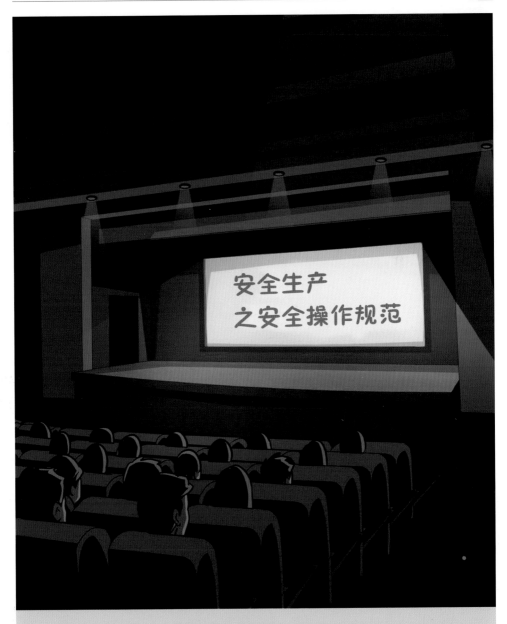

钢铁厂应制订职业卫生和安全操作规程,并对作业工人进行职业卫生和安全教育,督促他们严格执行操作规程,提高自我保护意识和能力。同时,作业场所应设置一氧化碳报警装置,做好应急救援的准备工作。

从事煤气作业人员上岗前,必须经过煤气安全知识教育考试合格,否则不能上岗工作。

最后让我们了解一些有关一氧化碳中毒的惨痛教训。在这些血的教训背后，是一个个本应鲜活的生命。珍惜生命，让我们从小事做起。

煤气中毒的惨痛教训

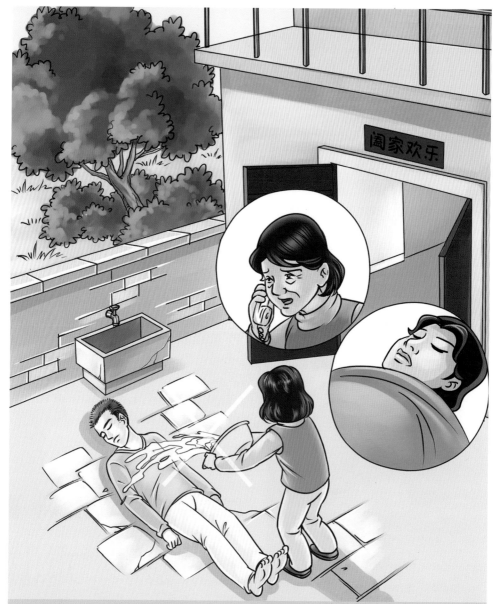

误区一：以为煤气中毒者冻一下会帮助醒过来

案例：一位母亲发现儿子和儿媳煤气中毒，她迅速将儿子从被窝里拽出放在院子里，并用冷水泼在儿子身上。当她欲将儿媳从被窝里拽出时，救护车已来到，儿子因缺氧加寒冷刺激，呼吸、心跳停止，不幸失去生命。儿媳则经医院抢救脱离了危险。

专家解读：寒冷刺激不仅会加重缺氧，更能导致末梢循环障碍，诱发休克和死亡。因此，发现煤气中毒后一定要注意保暖，并迅速拨打 120 呼救。

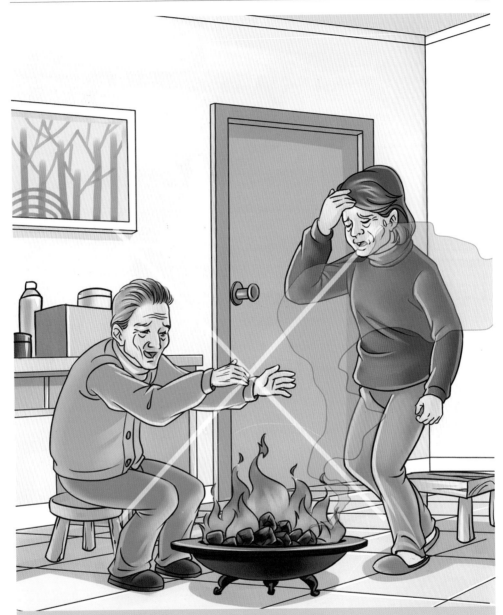

误区二：认为没有臭渣子味就不会发生煤气中毒

一些劣质煤炭燃烧时有股臭味，会引起头痛、头晕。有些人认为屋里没有臭渣子味儿就不会发生煤气中毒，这是完全错误的。

专家解读：煤气中毒是由一氧化碳气体引起的，一氧化碳是碳不完全燃烧生成的无色无味的气体，并不产生臭渣子味，"没有臭渣子味就不会发生煤气中毒"的说法当然就不成立了。

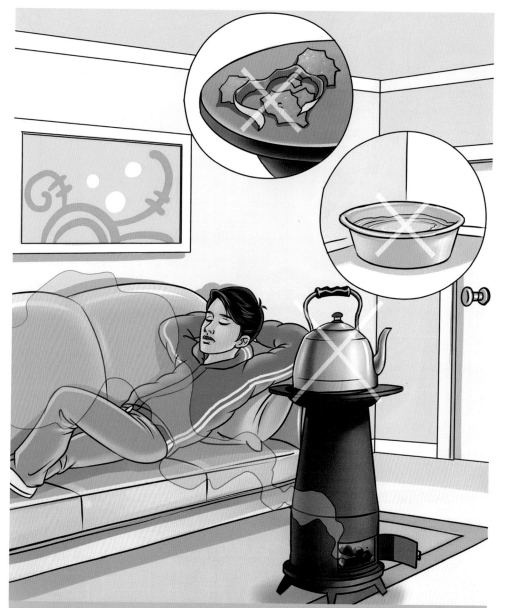

误区三：以为在炉子上烧水可预防煤气中毒

有说法称烧开水、在屋内摆盆清水、放水果皮等能使煤气溶解在水里，或被水果皮吸收，可以防止煤气中毒。

专家解读：科学证实，这些做法都是无效的，因为一氧化碳气体是不溶于水的，因此烧开水和摆放清水并不能减少室内一氧化碳的含量。要想预防煤气中毒，关键还是烟囱要安装风斗、门窗不要关得太严。

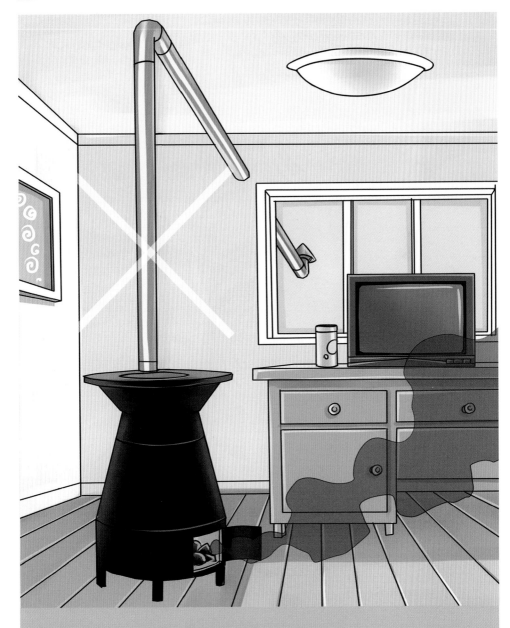

误区四：以为烟囱长一些可防止发生煤气中毒

也有的人认为，烟囱应该长一些，这样煤气就会顺着烟囱跑出去。

专家解读：实际上，烟囱过长容易引发烟囱"低头"的情况，因为出口过低，煤烟很难排出去。

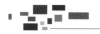

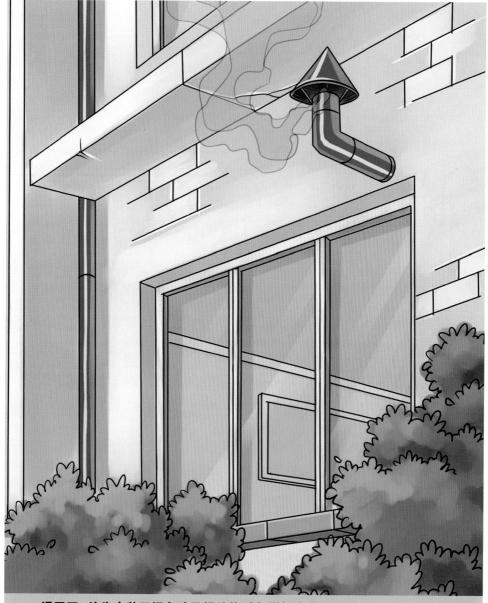

误区五：认为安装了烟囱防风帽就能避免煤气中毒

有的人认为自家的煤炉既安装了烟囱，又安装了防风帽，就万无一失了。

专家解读：认为安装了三通或者保持通风，就能避免煤气中毒，这实际上是一种片面的认识。一方面，在冬季生炉子的时间稍长些，烟囱会因灰尘或其他杂物堵塞，导致排烟不畅。另一方面，由于受气象条件的影响，大风造成倒烟，或近地面层有逆温层而使排烟不畅等，均能造成一氧化碳的积累，引起煤气中毒，所以在特殊天气时应该尤为注意。

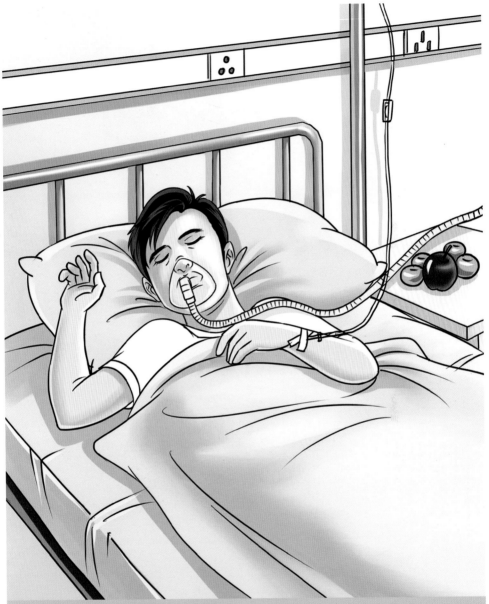

误区六：煤气中毒者醒了就没事

案例：有一位煤气中毒者深度昏迷，大小便失禁。经医院积极抢救，两天后中毒者神志恢复，要求出院，医生再三挽留都无济于事。后来，这位中毒者不仅出现了头痛、头晕的后遗症，记忆力严重减退，还出现哭闹无常、注意力不集中等神经精神症状，家属对让中毒者早出院的事感到后悔莫及。

专家解读：煤气中毒者必须经医院的系统治疗后方可出院，有并发症或后遗症者出院后应口服药物或进行其他对症治疗，重度中毒者需一两年才能完全治愈。

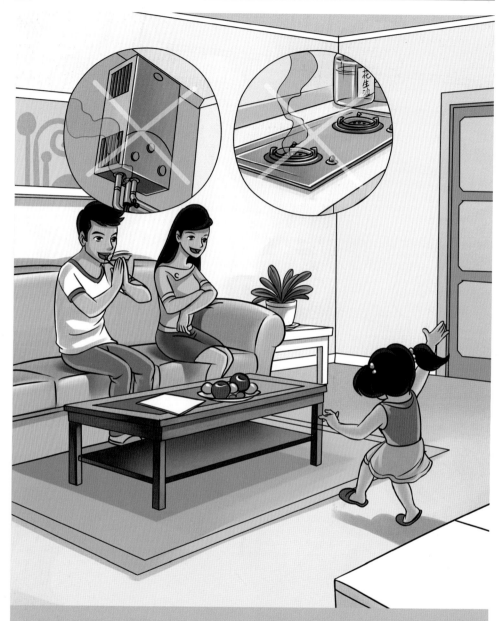

生活是变化的，不变的是安全。时时想着安全，事事先想安全，及时消除隐患，避免不必要的损失。

安全无小事，生命最可贵。

希望读者在日常生活和工作中掌握各种基本的避险逃生知识，远离煤气中毒！

06